BEI GRIN MACHT SICH IHR WISSEN BEZAHLT

- Wir veröffentlichen Ihre Hausarbeit,
  Bachelor- und Masterarbeit

- Ihr eigenes eBook und Buch -
  weltweit in allen wichtigen Shops

- Verdienen Sie an jedem Verkauf

Jetzt bei www.GRIN.com hochladen
und kostenlos publizieren

Bibliografische Information der Deutschen Nationalbibliothek:

Die Deutsche Bibliothek verzeichnet diese Publikation in der Deutschen National-
bibliografie; detaillierte bibliografische Daten sind im Internet über http://dnb.d-
nb.de/ abrufbar.

Impressum:

Copyright © 2016 GRIN Verlag, Open Publishing GmbH
Druck und Bindung: Books on Demand GmbH, Norderstedt Germany
ISBN: 9783668351578

Dieses Buch bei GRIN:

http://www.grin.com/de/e-book/345354/wachsender-aerztemangel

Martin Neugebauer

Wachsender Ärztemangel

Droht eine medizinische hausärztliche Unterversorgung in ländlichen Gebieten in Bayern?

GRIN Verlag

GRIN - Your knowledge has value

Der GRIN Verlag publiziert seit 1998 wissenschaftliche Arbeiten von Studenten, Hochschullehrern und anderen Akademikern als eBook und gedrucktes Buch. Die Verlagswebsite www.grin.com ist die ideale Plattform zur Veröffentlichung von Hausarbeiten, Abschlussarbeiten, wissenschaftlichen Aufsätzen, Dissertationen und Fachbüchern.

Besuchen Sie uns im Internet:

http://www.grin.com/

http://www.facebook.com/grincom

http://www.twitter.com/grin_com

Hochschule für angewandtes Management in Erding

Fachbereich Betriebswirtschaftslehre / Gesundheitsmanagement

Sommersemester 2016

Wachsender Ärztemangel

–

Droht eine medizinische hausärztliche Unterversorgung speziell in ländlichen Gebieten in Bayern trotz momentan hohem Versorgungsgrad?

Vorgelegt von Martin Neugebauer

Tag der Einreichung:

22.08.2016

Inhaltsverzeichnis

Abbildungsverzeichnis

Tabellenverzeichnis

Abkürzungsverzeichnis

BÄK   = Bundesärztekammer

KBV   = Kassenärztliche Bundesvereinigung

KVB   = Kassenärztliche Vereinigung Bayern

1. Einführung

In der nachfolgenden Arbeit soll untersucht werden, ob sich aus der Überalterung in der Ärzteschaft und der daraus resultierenden Welle von Praxisschließungen in ländlichen Gebieten Bayerns eine drohende Gefahr der medizinischen Unterversorgung für Patienten ergeben kann. Insbesondere soll dargestellt werden, worin die Ursachen dafür liegen und welche Maßnahmen ergriffen werden können, um der möglichen Unterversorgung und den daraus entstehenden Problemen entgegen zu wirken.

Verantwortlich für die ärztliche Versorgung ist die Kassenärztliche Vereinigung. „Die Sicherstellung der vertragsärztlichen Versorgung in Bayern ist gesetzliche Aufgabe der Kassenärztlichen Vereinigung Bayern. Als Selbstverwaltungskörperschaft erfüllt sie diese Aufgabe in eigener Zuständigkeit und Verantwortung.

Für die Bayerische Staatsregierung hat eine qualitativ hochwertige und flächendeckende medizinische Versorgung im gesamten Freistaat hohe Priorität. Daher ergreift sie schon heute zahlreiche Maßnahmen, um die ärztliche Versorgung auf dem derzeit hohen Niveau zu erhalten und weiterzuentwickeln. Der ländliche Raum steht dabei im Mittelpunkt der Anstrengungen."[1]

2. Problem – Fragestellung

Durch sich stetig vermindernde Ärztezahlen im Bereich der niedergelassenen Ärzte in ländlichen Gebieten in Bayern, verursacht durch den demografischen Wandel, stellt sich bei genauer Betrachtung der Situation die Frage, ob sich aus dieser Entwicklung eine Gefährdung der medizinischen Versorgung für die Patienten ergeben kann.

„"Etwas mehr und doch zu wenig", so fasste Prof. Dr. Frank Ulrich Montgomery, Präsident der Bundesärztekammer (BÄK), die Ergebnisse der Ärztestatistik für das Jahr 2014 zusammen. Wie aus den Daten der BÄK hervorgeht, erhöhte sich die Zahl der bei den Landesärztekammern gemeldeten ärztlich tätigen Mediziner im vergangenen Jahr um 2,2 Prozent auf 365.247. "Dieses leichte Plus reicht bei Weitem nicht aus, um die Lücken in der medizinischen Versorgung zu schließen, die sich aus einer Reihe von gesellschaftlichen Entwicklungen ergeben", sagte Montgomery."[2]

---

[1] Bayerisches Staatsministerium der Finanzen (Ärztliche Versorgung).
[2] Bundesärztekammer (Ärztestatistik 2014: Etwas mehr und doch zu wenig 2014).

In der folgenden Statistik wird die Anzahl der in Deutschland tätigen Hausärzte für den Zeitraum von 2005 bis 2020 dargestellt. Daraus ist zu entnehmen, dass im Jahr 2020 bereits über 8000 tätige Hausärzte fehlen werden.

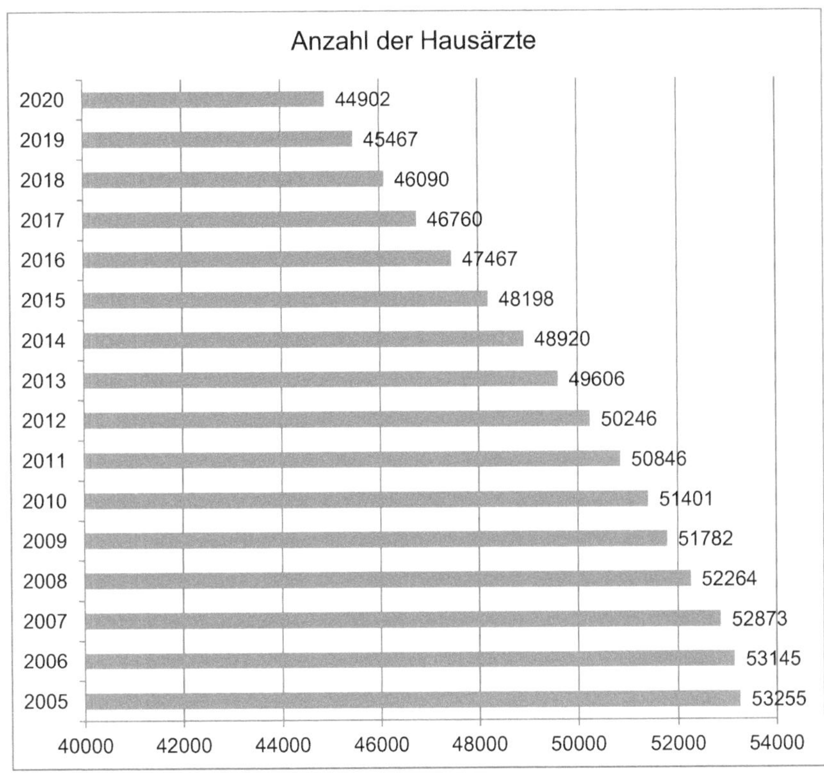

Abbildung 1 Anzahl der Hausärzte[3]

Auch die Vorsitzenden der Kassenärztlichen Bundesvereinigung (KBV) sehen die sich abzeichnende Entwicklung sehr kritisch. Auf Grund der aktuell herrschenden Altersstruktur in der Ärzteschaft und den derzeitigen Studentenzahlen zeichnet sich in den kommenden Jahren eine drohende Gefahr durch medizinische Unterversorgung auf dem Land für die Bevölkerung ab. „Laut Bundesärztekammer (BÄK) und KBV wird es 2020 bis zu 7000 Hausärzte (berechnet auf 2010, A.d.V.) weniger in der Bundesrepublik geben als heute. Das gaben die beiden Organisationen unter Berufung auf eine neue Studie bekannt."[4]

---

[3] in Anlehnung an (http://de.statista.com/statistik/daten/studie/191814/umfrage/anzahl-der-hausaerzte-in-deutschland/).
[4] Spiegel Online (Verbandsstudie: Deutschland droht dramatischer Ärztemangel 2010).

„Umfragen zufolge planen 23 Prozent der niedergelassenen Ärzte, bis zum Jahr 2020 ihre Praxis aufzugeben. Hinzu kommt ein personeller Mehrbedarf, der aus neuen Behandlungsmöglichkeiten, vor allem aber aus dem demografischen Wandel resultiert. Während heute fünf Prozent der Bevölkerung älter als 79 Jahre sind, wird ihre Zahl bis zum Jahr 2060 auf etwa 13 Prozent steigen."[5]

Woran liegt es, dass immer mehr niedergelassene Ärzte in ländlichen Gebieten tätig sein wollen? Ein Faktor ist, dass durch immer mehr fehlende Infrastrukturen und immer weniger Freizeitangebote ein Verbleib niedergelassener Ärzte in ländlichen Regionen immer unattraktiver wird und die Gefahr besteht, dass für Patienten in Zukunft kein flächendeckendes Angebot an niedergelassenen Fachärzten mehr vorhanden sein wird und eine effiziente und umfassende Patientenversorgung nicht mehr gegeben sein wird.

„Deutschland wird sich aufgrund der demographischen Entwicklung innerhalb der nächsten zehn bis fünfzehn Jahre stark verändern. Deutschland altert, aber diese Entwicklung vollzieht sich in den Regionen sehr unterschiedlich und wird vor allem durch innerdeutsche Wanderungsbewegungen verändert. Die voraussichtliche Veränderung der Bevölkerungsstruktur hat starke Auswirkungen auf den Bedarf an Ärzten. Durch Abwanderungen wird insbesondere in strukturschwachen Gegenden die Bevölkerungszahl deutlich sinken, zurück bleiben aber die älteren und häufig multimorbiden Menschen. Der Bedarf an medizinischer Versorgung wird dort deshalb vor allem in der hausärztlichen und in der altersspezifischen fachärztlichen Versorgung steigen. Kinderärzte hingegen werden in solchen Gegenden kaum noch gebraucht."[6]

In der nachstehenden Grafik wird der Ersatzbedarf insgesamt an Ärzten bis zum Jahr 2019 durch den derzeitigen demografischen Wandel aufgezeigt. Dieser summiert sich auf eine Gesamtzahl von 108.260 fehlenden Ärzten in allen Fachbereichen.

---

[5] Bundesärztekammer (Ärztestatistik 2014: Etwas mehr und doch zu wenig 2014).
[6] Köhler (KBV und Bundesärztekammer stellen Arztzahlstudie 2010 vor 2010).

Ersatzbedarf bis 2019	Ärzte
Altersbedingte Berufsaufgabe von Krankenhausärzten	18.940
Altersbedingte Berufsaufgabe von Vertragsärzten	51.800
Altersbedingte Berufsaufgabe von sonstigen ambulant tätigen Ärzten (angestellte Ärzte, Privatärzte)	9.990
Altersbedingte Berufsaufgabe von Ärzten bei Behörden, Körperschaften und anderen Bereichen	14.900
Altersbedingte Berufsaufgabe von Ärzten in Vorsorge- und Rehabilitationseinrichtungen	1.300
Wanderungssaldo ins Ausland	11.330
Summe Ersatzbedarf	**108.260**

Tabelle 1 Ersatzbedarf an Ärzten bis 2019[7]

3. Medizinische Versorgung im Bundesgebiet

Zunächst möchte ich, bevor auf die spezielle Situation in Bayern eingehe, den Ärztemangel im gesamten Bundesgebiet erläutern. Dazu ist es wichtig, die demographische Situation der Ärzte näher zu betrachten und deren Auswirkungen auf die Zahl der berufstätigen Ärzte zu analysieren.

3.1. Altersstruktur und Ärzteanzahl in Deutschland

Zu Beginn soll mittels einer Studie verdeutlicht werden, wie die Altersstruktur der Ärzteschaft und die Arztzahlentwicklung in Deutschland aussehen. Ebenso gehe ich auf die Gründe für den Ärzteschwund ein.

Im Jahr 2010 hat Dr. Thomas Kopetsch von der BÄK eine sehr umfangreiche und detaillierte Studie zum Thema Altersstruktur der Ärzte in Deutschland durchgeführt. Da diese Studie große Beachtung fand, wurde sie sogar in Buchform unter dem Titel „Dem deutschen Gesundheitswesen gehen die Ärzte aus!" veröffentlicht.

---

[7] in Anlehnung an
(http://www.dkgev.de/media/file/8324.2010_10_11_Aerztemangel_Endbericht_1.pdf).

3.1.1. Durchschnittsalter der Ärzteschaft

Wie hat sich das Durchschnittsalter in der Ärzteschaft in der Vergangenheit entwickelt? „Das Durchschnittsalter der unter 69-jährigen Vertragsärzte erreichte im Jahre 1993 mit 46,56 Jahren seinen niedrigsten Wert, seitdem stieg es kontinuierlich an auf 51,92 Jahre im Jahr 2009. Diese Entwicklung ist durch die Einführung der Bedarfsplanung im Jahre 1993 erklärbar, wodurch das vertragsärztliche System quasi zu einem „Closed Shop" wurde. Umso überraschender ist, dass sich dieser Trend des steigenden Durchschnittsalters auch im Krankenhausbereich beobachten lässt."[8]

Das Durchschnittsalter der Ärzte in den einzelnen Fachbereichen zeigt sich in der folgenden Statistik der KBV.

Arztgruppe	Durchschnittsalter	Anzahl
Allgemeinärzte / Praktische Ärzte	53,15	40.246
Anästhesisten	51,26	2.828
Augenärzte	51,21	5.143
Chirurgen	52,90	3.976
Frauenärzte	51,94	9.875
HNO – Ärzte	50,90	3.944
Hautärzte	50,49	3.342
Internisten	51,66	19.567
darunter:		
Hausärztlich tätige Internisten	51,72	11.694
Fachärztlich tätige Internisten	51,58	7.873
Kinderärzte	52,06	5.849
Nervenärzte*	52,56	4.756
Orthopäden	50,33	5.336
Ärztliche Psychotherapeuten	53,57	5.171
Radiologen	50,46	2.991
Urologen	50,72	2.674
sonstige Ärzte	50,55	5.430
Summe Ärzte	**52,11**	**121.128**

Tabelle 2 Durchschnittsalter der Ärzte[9]

*Hierbei handelt es sich um die Nervenärzte im Sinne der Bedarfsplanung, dazu gehören im Einzelnen die Nervenärzte, Psychiater sowie Psychotherapeuten, sofern sie nicht überwiegend psychotherapeutisch tätig sind.

---

[8] Kopetsch (Dem deutschen Gesundheitswesen gehen die Ärzte aus! 2010) S. 20.
[9] in Anlehnung an (Bundesarztregister der KBV 2009).

„Erstaunlich ist, dass parallel zum Anstieg des Durchschnittsalters der Anteil der unter 35-jährigen Ärzte an allen berufstätigen Ärzten sinkt. Waren 1995 noch 24,8% der berufstätigen Ärzte unter 35 Jahre alt, so betrug der Anteil im Jahre 2009 nur noch 16,6% - ein Rückgang um 33,1%."[10]

Der Anteil der unter 35jährigen Ärzte im Zeitraum von 1995 bis 2009 wurde von der BÄK wie folgt dargestellt.

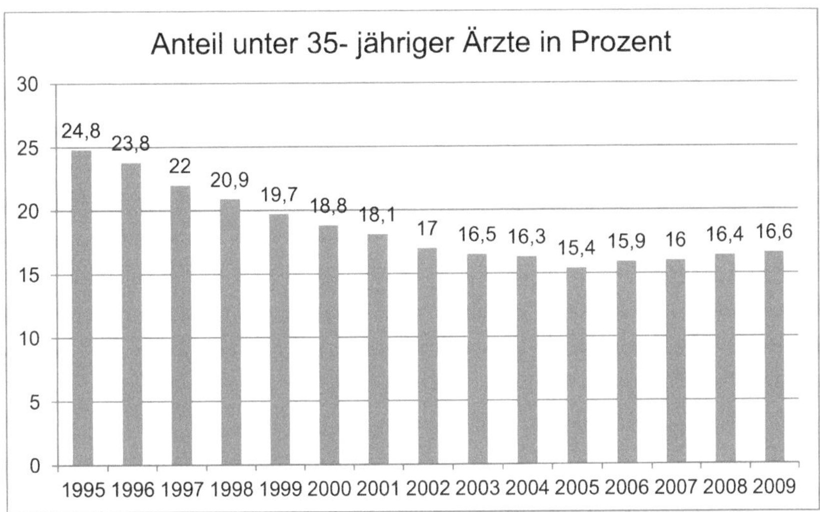

Abbildung 2 Anteil der unter 35- jährigen Ärzte[11]

Stellvertretend für die verschiedenen Fachbereiche soll die Situation bei den Internisten betrachtet werden. Die Internisten unterteilen sich zudem in zwei unterschiedliche Gruppen. Einerseits in die hausärztliche internistisch tätige Gruppe und andererseits in die fachärztliche internistische Gruppe. „Bei den hausärztlich tätigen Internisten ist der Anteil der älteren Ärzte im Vergleich zu den fachärztlich tätigen Internisten sehr hoch."[12]

„Ein Grund für das hohe Durchschnittsalter in bestimmten Fachgruppen sind die geringen Zulassungsraten, die durch die Ärzte Bedarfsplanung gesetzlich verursacht wurden."[13] Wie kam die ärztliche Bedarfsplanung zustande?

---

[10] Kopetsch (Dem deutschen Gesundheitswesen gehen die Ärzte aus! 2010) S. 24.
[11] in Anlehnung an
(http://www.bundesaerztekammer.de/downloads/Arztzahlstudie_03092010.pdf), S. 25.
[12] Kopetsch (Dem deutschen Gesundheitswesen gehen die Ärzte aus! 2010) S. 28.
[13] Kopetsch (Dem deutschen Gesundheitswesen gehen die Ärzte aus! 2010) S. 30.

Die Bedarfsplanung der Ärzte wurde mithilfe vieler Ärzte verabschiedet. Hintergrund war unter anderem, dass die Ärzte sich ihre Pfründe erhalten wollten. Ausschlaggebend für die Bedarfsplanung war, dass je mehr Ärzte eine Zulassung bekommen, umso weniger Patienten in den einzelnen Praxen überbleiben würden und umso weniger finanzielle Mittel am Quartalsende in der Praxis verbleiben. Dass dieser Beschluss und die Beweggründe mehr als egoistisch und kurzsichtig waren, zeigt sich in diesen Jahren durch die sich immer mehr verschärfende Lage. Zudem wurde der Numerus Clausus für die Zulassung zum Medizinstudium auf Drängen der Ärzteschaft immer weiter verschärft, die Ausbildungszeit zum Facharzt wurde immer länger und schwieriger und zu guter Letzt wurde die Approbationsordnung auch noch verschärft.

„Da sich die Altersstrukturen fast aller Fachgebiete nicht gleichmäßig linear (rechteckig), sondern als „polygonale Gebirge" darstellen, führen deren „Täler" zu einem geringeren Ersatzbedarf, gefolgt von „Gipfeln" mit hohem Ersatzbedarf. Umfassen diese Gipfel gleich mehrere Jahrgänge ist es schwierig bis nahezu unmöglich, den Ersatzbedarf zu decken."[14]

Wie entstehen diese „Berg" und „Tal" Bildungen und warum bleibt es nicht bei gleichmäßig verteilten Arztzahlen über die Jahre? In Deutschland gab es Mitte 1996 einen Tiefstand bei der Zahl von Medizinstudenten. Dabei kamen auf einen Studienplatz 2,4 Bewerber. Ein Hochstand von 3,2 wurde 1998 erreicht um im Jahre 2001 wieder auf eine Zahl von 2,1 Bewerbern pro Studienplatz abzufallen.

Da diese Studie im Jahr 2002 das erste Mal öffentlich vorgestellt wurde, gab es kurz darauf einen Anstieg an Studentenzahlen im Fachbereich Medizin. 2005 erreichte die Zahl der Bewerber pro Studienplatz mit 5,3 eine Höhe wie zuletzt in den 80er Jahren, um danach wieder abzufallen.[15]

Woraus resultieren die schwindenden Studentenzahlen im Bereich Medizin? Mediziner werden immer mehr zu Verwaltungsangestellten, die Einkommensmöglichkeiten werden immer mehr beschnitten und reglementiert, die Arbeitszeiten nehmen ständig zu, nicht zuletzt dank der neben der Praxis erforderlichen Verwaltungsarbeiten und die Ausbildungszeiten bis zur Erlangung des Facharztes werden immer länger. Dies alles führt dazu, den Beruf des Mediziners stetig unattraktiver erscheinen zu lassen.

3.1.2. Altersbedingter Ersatzbedarf

Die von der KBV veröffentlichten Zahlen zeigen eine erschreckende Tendenz. Wenn man nur die Gruppe der Hausärzte betrachtet wird man erkennen, dass bis zum Jahre 2020 etwa 23.768 Hausärzte in den Ruhestand gehen werden. Gleichzeitig sinkt aber der medizinische

---

[14] Kopetsch (Dem deutschen Gesundheitswesen gehen die Ärzte aus! 2010) S. 30.
[15] Vgl. Kopetsch (Dem deutschen Gesundheitswesen gehen die Ärzte aus! 2010) S. 32.

Nachwuchs kontinuierlich. Neben der schon reduzierten Anzahl von Studenten beträgt auch die Quote der Studienabbrecher zusätzliche 14%. Außerdem werden rund 12% der fertigen Mediziner nicht kurativ tätig werden. Dieses Zusammenspiel der immer weniger werdenden Studenten mit gleichzeitig immer weniger kurativ tätigen Ärzten und zudem immer mehr junge Ärzte zu einer lukrativen Tätigkeit ins Ausland abwandern, verschärft die Lage zusätzlich.

Im Ergebnis kann festgehalten werden, dass neben der Überalterung der Ärzteschaft auch der für eine Sicherstellung der medizinischen Versorgung erforderliche Nachwuchs ausbleibt und somit zu einer prekären Versorgungslage führen kann.

Die Entwicklung des Abgangs niedergelassener Ärzte auf Grund des altersbedingten Ausscheidens bis 2015 und 2020 zeigt sich wie folgt.

Arztgruppe	Abgang 2010 bis 2015	Abgang 2010 bis 2020
Krankenhausärzte	8.214	19.851
Vertragsärzte:		
- Hausärzte	12.868	23.768
- Fachärzte	14.912	28.006
Summe	**35.994**	**71.625**

Tabelle 3 Altersbedingter Abgang der Ärzte[16]

Wie kann dem gegengesteuert werden? Die Politik ist gezwungen, umgehend ihren Handlungsbedarf für eine Sicherstellung der ärztlichen Versorgung zu erkennen und die Zulassungsbedingungen zum Medizinstudium zu erleichtern. Auch die Studienbedingungen insgesamt müssen optimiert werden, ansonsten ist der sich abzeichnende Kollaps durch die Überalterung nicht mehr aufzuhalten und scheint unabwendbar. Außerdem ist es nötig, dass die Weiterbildungsvorschriften vereinfacht und erleichtert, sowie die Arbeitsbedingungen in der Gesamtheit wieder auf ein vernünftiges und akzeptables Maß gebracht werden.

Diese Punkte sind auch im Besonderen vor dem Hintergrund zu sehen, dass sich die Situation durch eine immer schneller wachsende Überalterung der Bevölkerung mit einer Wandlung des Morbiditätsspektrums und einer sich daraus hervorgehenden Multimorbidität verschärft.

3.2. Fehlende Landärzte

Im Folgenden soll anhand von Studien der drohende Ärztemangel im Bereich niedergelassener Hausärzte insbesondere in ländlichen Gebieten untersucht werden. Die

---

[16] in Anlehnung an
(http://www.bundesaerztekammer.de/downloads/Arztzahlstudie_03092010.pdf), S. 143.

bereits oben erläuterten Faktoren erklären, warum die Zahl der Niedergelassenen in ländlichen Gebieten im Vergleich zu städtischen Regionen überproportional abnimmt.

Die Causa hierfür sollen nachfolgend noch einmal im Detail betrachtet werden.

3.2.1. Einschätzung der KBV

Die BÄK und die KBV gehen in ihrer Einschätzung in Bezug auf den künftigen Ärztemangel von dem gleichen Zahlenstand aus. „Deutschland leidet unter einem bedenklichen Ärzteschwund. Laut Bundesärztekammer und KBV wird es 2020 bis zu 7000 Hausärzte weniger in der Bundesrepublik geben als heute. Das gaben die beiden Organisationen unter Berufung auf eine neue Studie bekannt."[17]

KBV und BÄK haben in diesem Zusammenhang bereits mehrfach darauf hingewiesen, dass in Zukunft für die Patienten erhebliche Wartezeiten und weitere Unannehmlichkeiten auf sie in den verbliebenen Praxen zukommen werden.

Die KBV sieht die Probleme gleichermaßen auch in den Kliniken auf die Patienten zukommen. „KBV-Chef Andreas Köhler nannte die Zahl "alarmierend". Der Vizepräsident der Bundesärztekammer, Frank Ulrich Montgomery, warnte vor einer "Wartelistemedizin". Schon jetzt seien in Kliniken 5000 Stellen unbesetzt."[18]

3.2.2. Hintergründe für die Landflucht von Ärzten

„Heute geben auch Politiker und Krankenkassen zu, dass wir direkt in einen Ärztemangel hineinlaufen. Dafür ausschlaggebend ist der doppelte demographische Wandel: Trotz des Rückgangs der Bevölkerungszahl aufgrund der Alterung und trotz des medizinischen Fortschritts wird es weiterhin sehr hohen Behandlungsbedarf geben; gleichzeitig werden auch die Ärzte immer älter. Damit sinken die verbleibenden Restarbeitsjahre erheblich. Hinzu kommt ein anderer Effekt: Die nächste und die übernächste Ärztegeneration hat ganz andere Erwartungshaltungen hinsichtlich ihrer Arbeitsbedingungen und ihrer Ansprüche an den Umfang und die Qualität ihrer Freizeit."[19]

Die vorgenannten Punkte verdeutlichen die Faktoren, auf denen sich die sogenannte Landflucht der Hausärzte begründet. Nicht nur, dass die einzelnen Ärzte immer größere Einzugsgebiete zu betreuen haben, sie müssen auch sehr oft schon an 7 Tagen in der Woche rund um die Uhr verfügbar sein. Die Arbeitszeiten liegen nicht selten um 50% und mehr über den vergleichbaren Arbeitszeiten von Ärzten in Städten. Das bedeutet, Familienleben und Freizeit fahren gegen Null. Das resultiert daraus, dass die nächstgelegenen Rettungswachen in ländlichen Gebieten nur dünn angesiedelt sind und oft große Strecken zum Einsatzort zurückzulegen und daher lange Anfahrtszeiten haben, die

---

[17] Spiegel Online (Verbandsstudie: Deutschland droht dramatischer Ärztemangel 2010).
[18] Spiegel Online (Verbandsstudie: Deutschland droht dramatischer Ärztemangel 2010).
[19] Köhler (KBV und Bundesärztekammer stellen Arztzahlstudie 2010 vor 2010).

durch die vor Ort ansässigen Ärzte kompensiert werden müssen. Hausärzte in ländlichen Gebieten müssen auch sehr oft Multitalente sein, da durch die immer älter werdende Bevölkerung mit daraus resultierenden multimorbiden Krankheitsbildern auch immer umfangreichere Behandlungsbilder auf die Hausärzte zukommen. Das erklärt die immer länger werdenden einzelnen Behandlungszeiten, die unweigerlich zu langen Wartezeiten führen. Konsiliarisch hinzugezogene Fachärzte sind für viele ältere Patienten oft nur noch mit sehr großem Aufwand oder gar nicht mehr erreichbar.

Warum sind ländliche Gebiete für junge Ärzte oft unattraktiv, obwohl sie hier durch die besonderen Krankheitsbilder sich sehr viel Wissen aneignen können? Es gibt nur geringe kulturelle Angebote, nur sehr wenige Bildungsangebote und auch die Gastronomie ist in der Auswahl in ländlichen Gebieten sehr eingeschränkt. Ein besonderes Problem haben Ärzte mit Kindern. Weiterführende Schulen sind oft nur mit großem Aufwand zu erreichen, da Schulen oftmals zu Schulzentren zusammengelegt werden. Sportangebote für Kinder gibt es in ländlichen Bereichen im Vergleich zu Städten nur in sehr geringem Umfang. Genauso verhält es sich auch mit Kindergärten. Günstige Immobilien und viel Natur sind meistens nicht in der Lage, diese Nachteile zu kompensieren. Auch die sogenannten Fangprämien für Praxisimmobilien und finanzielle Zuschüsse für Praxisgründungen führen nicht zu einer Entschärfung der Situation. Dritter Grund der Abwanderung von Ärzten sind geringere Verdienstmöglichkeiten auf dem Land, da oft die für einen lukrativen Praxisbetrieb erforderlichen Privatpatienten fehlen. So liegen die Praxisumsätze in ländlichen Gebieten oftmals um 40% unter denen vergleichbarer Praxen in Städten.

„Die KBV hat sich schon vor Jahren mit der Entwicklung der kleinräumigen Versorgungsanalyse auf diesen Weg begeben. Hier werden alle relevanten Einflussfaktoren berücksichtigt. In einem nächsten Schritt soll dieses Analyseinstrumentarium erweitert werden um die Kapazitäten der Krankenhäuser und somit ein sektorenübergreifendes Planen ermöglichen.

Aber das reicht noch nicht aus: Wir müssen die demographische Veränderung ebenfalls in die Planung einbeziehen. Deutschland wird sich aufgrund der demographischen Entwicklung innerhalb der nächsten zehn bis fünfzehn Jahre stark verändern. Deutschland altert, aber diese Entwicklung vollzieht sich in den Regionen sehr unterschiedlich und wird vor allem durch innerdeutsche Wanderungsbewegungen verändert. Die voraussichtliche Veränderung der Bevölkerungsstruktur hat starke Auswirkungen auf den Bedarf an Ärzten. Durch Abwanderungen wird insbesondere in strukturschwachen Gegenden die Bevölkerungszahl deutlich sinken, zurück bleiben aber die älteren und häufig multimorbiden Menschen. Der

Bedarf an medizinischer Versorgung wird dort deshalb vor allem in der hausärztlichen und in der altersspezifischen fachärztlichen Versorgung steigen."[20]

4. Aktuelle Situation in Bayern

Stellvertretend für viele ländliche Regionen, möchte ich nun ein Beispiel aus der Region Oberfranken anführen, das das Problem in seinem vollen Ausmaß verdeutlicht.

„Bei Simone Schneider "ist die Hölle los", wie sie sagt. "Die Leute stehen bis hinunter zur Straße, noch bevor wir die Praxis aufmachen." Die 50-jährige ist Allgemeinmedizinerin im oberfränkischen Kulmbach und erlebt täglich, was Ärztemangel auf dem Land bedeutet – vor allem seit ein Kollege seine Kassenzulassung abgegeben hat: "Wir haben in diesem Quartal 300 Patienten mehr als in dem davor", sagt Schneider. "Ich möchte nicht wissen, wie das wird, wenn in zwei, drei Jahren einige meiner älteren Kollegen auch aufhören. Einen Nachfolger haben die bis jetzt alle noch nicht."

Die Folgen für die Patienten sind auf jeden Fall bedrückend: Weniger, aber vollere Praxen, weniger Hausbesuche, weniger Zeit für ein Arztgespräch. Es ist ein Problem aller ländlichen Gebiete in Bayern. Es gibt bei der medizinischen Versorgung ein gravierendes Verteilungsproblem. Das Ziel gleichwertiger Lebensverhältnisse im Freistaat, das erst 2013 in die Bayerische Verfassung aufgenommen wurde, rückt in die Ferne.

Zwar gibt es so viele Ärzte wie noch nie in Deutschland. Doch die allgemeine Lebenserwartung und damit der Bedarf an medizinischer Versorgung steigt. Gleichzeitig gehen viele Ärzte demnächst in Rente. Laut Versorgungsatlas der Kassenärztlichen Vereinigung Bayern (KVB) sind 33,2 Prozent aller Hausärzte im Freistaat über 60 Jahre alt.

In Oberfranken ist die Situation besonders dramatisch. Dort kommen durchschnittlich schon jetzt 1409 Einwohner auf einen Hausarzt, im bayerischen Durchschnitt sind es 1378.[...]

Die praktizierenden Ärzte in den Problemregionen spüren es: "Die Fallzahlen steigen von Quartal zu Quartal. Mehr als die Hälfte der Kollegen im Kreis Wunsiedel-Selb ist über 60 Jahre alt, das kommt jetzt Schlag auf Schlag", sagt Petra Reis-Berkowicz, Allgemeinmedizinerin aus Gefrees."[21]

Woran das liegen mag, darüber lässt sich nur spekulieren. Ein Grund dafür könnte jedoch sein, dass sich Ärzte am liebsten in wohlhabenden Regionen niederlassen. Dies bedeutet

---

[20] Köhler (KBV und Bundesärztekammer stellen Arztzahlstudie 2010 vor 2010).
[21] Meister (Junge Ärzte lassen sich mit Geld nicht locken 2015).

auch eine höhere Anzahl an privatversicherten Patienten, die jede Praxis für einen wirtschaftlichen Betrieb benötigt.

„Der Wohlstand in einer Region spielt laut den Experten dabei eine große Rolle. Die Münchner Gesundheitsökonomin Leonie Sundmacher hat ausgerechnet: Ein Prozent mehr an Privatversicherten erhöht die Ärztedichte um rund zwei Prozent. Laut dem Gesundheitsexperten Etgeton liegt das nicht nur am höheren Honorar für Privatpatienten, sondern auch an den attraktiveren Lebensbedingungen in solchen Regionen. Dagegen gelten einige Regionen Deutschland als weniger attraktiv, zum Beispiel die östlichen Bundesländer, Nordostbayern, Westfalen, Unterfranken oder Nordhessen."[22]

5. Ärztemangel in Bayern

Das Durchschnittsalter bei Hausärzten liegt derzeit bei 52,5 Jahren und zeigt somit, dass die flächendeckende medizinische Versorgung alleine durch die Altersstruktur in Gefahr ist. Jeder vierte Hausarzt ist sogar über 60 Jahre alt und wird in den nächsten Jahren in den Ruhestand gehen. Und, wie oben bereits dargestellt, ist es schwer, Nachwuchs dafür zu finden.[23]

Kein Ärztemangel – nur politisch schöngerechnet?

Es ist überhaupt keine Frage, dass in den nächsten Jahren auf Grund verschiedener Faktoren eine Unterversorgung an niedergelassenen Ärzten in Deutschland droht. Es gibt in diesem Zusammenhang schon Ansätze, diesen drohenden Versorgungsengpass zu beschönigen, um keine Unruhe oder Ängste in der Bevölkerung aufkommen zu lassen.

Wie sieht die ärztliche Situation in Bayern heute aus? Nach Aussage des zuständigen Ministeriums ist die medizinische Versorgung in Bayern optimal. Hier sieht man, dass Theorie und Praxis auseinander laufen.

„Schöngerechnete medizinische Versorgung

Wie gut der ländliche Raum tatsächlich mit Arztpraxen bestückt ist, darüber gehen die Meinungen von Kommunalpolitikern und Ministerien auseinander

Die medizinische Versorgung im ländlichen Raum wird immer schlechter, lautet ein immer wieder beschworenes Szenario von Kommunalpolitikern. Doch das ist offenbar eine Frage der Berechnung. Ministeriale aus München zeichnen ein sehr entspanntes Bild der Lage und sprechen teilweise sogar von "Überversorgung". Es scheint schlecht bestellt zu sein um die

---

[22] Focus online (Viele Regionen unterversorgt 2014).
[23] Vgl. Bayerischer Hausärzteverband e.V. (Kampagne „Hausärzte vor dem Aus").

medizinische Versorgung auf dem Land. Zumindest, wenn man den Schlagzeilen glaubt. „Der Rückgang niederlassungswilliger Mediziner ist dramatisch", klagt etwa Unterfrankens Regierungspräsident Paul Beinhofer. So genannte Versorgungsrankings des bayerischen Gesundheitsministeriums hingegen sprechen eine andere Sprache. Demnach hat Bayern bundesweit Platz 1 inne. Und auch die neue ärztliche Bedarfsplanung zeigt seit dem 1. Juli einen Freistaat, wo jeder, der einen Arzt braucht, auch einen antrifft. „Rein rechnerisch ist Unterfranken mit Hausärzten sogar überversorgt", behauptet Gabriele Hörl, Leiterin der Abteilung Gesundheitspolitik im Haus von Ressortchef Marcel Huber (CSU), und setzt verbal noch einen drauf: „Bayern steht bundesweit auf Platz 1 bei der medizinischen Versorgung." Was daran liegt, dass jetzt neue Verhältniszahlen zwischen Arzt und Bevölkerung gelten. Bisher galt ein Gebiet der ärztlichen Bedarfsplanung zufolge als gut versorgt, wenn ein Hausarzt auf 1419 Einwohner kam. Seit Januar dieses Jahres reicht ein Hausarzt für 1671 Einwohner. Bisher galten 30 Prozent der Planungsgebiete in Unterfranken als hausärztlich überversorgt. Durch die neuen Verhältniszahlen in der Bedarfsplanung der Kassenärztlichen Vereinigung sind es inzwischen 61 Prozent.

Ein Drittel über 60 Jahre

„Der echte Versorgungsengpass wird auch erst noch kommen, warnt Christian Pfeiffer, Regionaler Vorstandsbeauftragter der Kassenärztlichen Vereinigung Bayern (KVB) in Unterfranken. Denn die Altersstruktur der Hausärzte spielt bei der Bedarfsplanung keine Rolle. Dabei ist ein Drittel der Hausärzte in Unterfranken älter als 60 Jahre. Rund 300 von ihnen sind in den kommenden Jahren darauf angewiesen, einen Praxisnachfolger zu finden. Doch das wird immer schwerer: „2011 konnten in unserer Region 17, letztes Jahr insgesamt 15 Hausarztpraxen nicht übergeben werden." Die neue Bedarfsplanung sei ein „absolut fatales Signal an den Nachwuchs", ist Pfeiffer überzeugt. Auch bei den Fachärzten gibt es laut Statistik kaum irgendwo eine Versorgungslücke in Unterfranken. So reicht der Bedarfsplanung zufolge überall die Zahl der Frauenärzte aus. Auch bei den Hautärzten, bei denen man, wie Patienten bestätigen, meist erst nach vielen Wochen oder gar Monaten einen Termin bekommt, schaut es dem Planungswerk zufolge nach wie vor Gold aus. „Einzig im Landkreis Haßberge ist es schwierig, zeitnah einen Hautarzt zu konsultieren", gesteht Pedro Schmelz, stellvertretender Vorsitzender der Kassenärztlichen Vereinigung Bayern. Unbestritten ist auch für die Gesundheitsbürokratie: Im gesamten Freistaat gibt es noch Unterversorgungen bei Kinder- und Jugendpsychiatern, vor allem in der Oberpfalz und im östlichen Niederbayern. Eine gute medizinische Versorgung zu gewährleisten, das versucht in Würzburg und Main-Rhön ein Fachforum der Regionalfördergesellschaft mit dem Namen Region Mainfranken GmbH. Unter anderem wurde ein Seminarprogramm Fit für die Praxis für angehende Hausärzte aufgelegt. Das Programm reagiert darauf, dass es angesichts einer Flut gesetzlicher Regelungen für junge Mediziner immer schwieriger wird, sich niederzulassen. In vier Modulen arbeiten sich angehende Hausärzte in in das Steuer-, Arbeits- und Vertragsrecht hinein, also Dinge, mit denen sie in ihrem Studium eher wenig in Berührung kamen. Es geht um Patientenrechte und das Arzthaftungsrecht, um die Kassenabrechnung, das ärztliche Honorar sowie um das Führen der Mitarbeiter in der Praxis.

Die Mitglieder der Arbeitsgemeinschaft versuchen gleichzeitig, das Image des Hausarztes auf dem Land aufzupolieren. Ist es doch derzeit von Negativschlagzeilen dominiert, bedauert Professor Christoph Reiners, fachlicher Sprecher des Fachforums Gesundheit in der Region Mainfranken GmbH: „Es wird ein komplett schwarzes Bild gemalt. Der Eindruck vom Hausarzt ist einfach furchtbar." Landarzt zu sein, sei „weder ein Zuckerschlecken noch ein totaler Graus". Immerhin: „Ein Mediziner auf dem Land kann noch ein richtiger Arzt sein", so der Ärztliche Direktor des Universitätsklinikums Würzburg. „Das ist ganz anders als in den inzwischen hochspezialisierten Krankenhäusern." "[24]

5.1. Wertung KBV - BÄK

KBV und BÄK haben am 3. September 2010 eine neue Arztzahlstudie vorgestellt. Das Ergebnis ist nicht überraschend. Der Studie zufolge muss von einer verschärften Situation beim Ärztemangel ausgegangen werden.

Neben den Hausärzten wird es zukünftig auch bei verschiedenen Facharztbereichen laut KBV Chef Dr. Andreas Köhler nicht unerhebliche Versorgungsengpässe geben. Selbst unter Berücksichtigung des demographischen Wandels wird der sich abzeichnende Fehlbedarf bei den Fachärzten andere Dimensionen haben, als bei den Hausärzten.

5.2. Gefahr von Facharztmangel in ländlichen Regionen

„Ländliche Regionen in Bayern steuern nach Ansicht des Ärztefunktionärs Peter Schmied auf einen Facharztemangel zu. In der Diskussion um den drohenden Ärztemangel werde immer nur von den Hausärzten gesprochen. «Wir werden aber noch früher Schwierigkeiten mit der Facharztversorgung bekommen. In diesem Bereich wird es krachen», sagte der stellvertretende Vorsitzende der Facharzt-Allianz Bayern, Peter Schmied. Verantwortlich für den drohenden Mangel seien unter anderem die gesetzlichen Kassen, sagte der Internist aus Burgkunstadt. Im Tarifstreit zwischen Ärzten und Kassen beklagte Schmied eine «gefährliche Machtfülle», die die Politik den Kassen zugestanden habe. «Die Ärzteschaft fühlt sich durch die bisherige Politik um den Wert ihrer Arbeit betrogen.»"[25]

Laut bild.de wird es immer schwieriger, Ärzte, die in den Ruhestand gehen, durch junge Ärzte zu ersetzen. Nach einer Studie der BÄK ist bereits jetzt jedes dritte westdeutsche und

---

[24] Christ (Schöngerechnete medizinische Versorgung 2013).
[25] Bild.de (Ärztefunktionär: Facharztmangel droht – Kassen verantwortlich 2012).

sogar jedes zweite ostdeutsche Krankenhaus mit Fachärzten unterbesetzt. In fast allen Fachgebieten gibt es für offene Stellen nur sehr wenige Bewerber. Manchmal bekommen die Verantwortlichen auf Ausschreibungen gar keine adäquaten Bewerbungen. Lediglich in den Fachbereich Chirurgie, Gynäkologie und Radiologie sind offene Stellen gefragt. Dieser Trend wird sich nach Schätzungen der BÄK weiter fortsetzen und sogar noch verstärken. Die beruflichen Perspektiven in diesen Fachbereichen sind für junge Ärzte so gut wie schon lange nicht mehr, da in den nächsten zehn Jahren auch gut 30% aller derzeit tätigen Chirurgen in den Ruhestand gehen werden.

 Wie sieht die Situation im Speziellen im Bereich Unterfranken im Vergleich mit München aus?

Altersverteilung der Ärzte in Unterfranken in Prozent

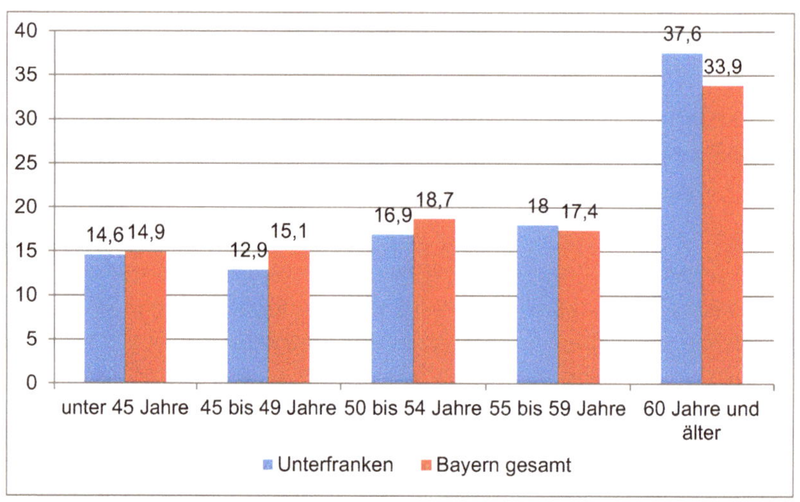

Abbildung 3 Altersverteilung der Ärzte in Unterfranken[26]

Wie aus der vorherstehenden Grafik ersichtlich wird, ist ein Drittel der Ärzte in Unterfranken älter als der Durchschnitt in Bayern und auch bereits älter als 60 Jahre. Auch der Bereich der 55 – 59 jährigen ist bereits überrepräsentiert. Dies bedeutet, dass, selbst wenn man die heutige Situation als ausgeglichen bezeichnet, in den nächsten Jahren eine Lawine von Ärzten, die in den Ruhestand gehen, auf Unterfranken zukommt und trotz aller Schönfärberei eine eklatante medizinische Unterversorgung verursachen wird.

---

[26] in Anlehnung an (https://www.kvb.de/fileadmin/kvb/dokumente/Partner/Versorgung/KVB-Versorgungsatlas_Hausaerzte.pdf), S. 196.

Wenn man die Altersgruppe der unter 45 – 49 jährigen betrachtet, erkennt man, dass auf Grund der auch für das Bundesgebiet geltenden Aspekte in dieser Altersstufe für Unterfranken keine Kontinuität besteht und der Nachwuchs eigentlich fehlt.

Bei der Betrachtung der folgenden Grafik für München sieht man, dass die Verteilung auf die Altersgruppen wesentlich homogener ist als für Unterfranken. Das ist ein Indiz dafür, dass eine Tätigkeit in der Großstadt schon immer attraktiver als in der ländlichen Region Unterfranken war.

Altersverteilung der Ärzte für München in Prozent

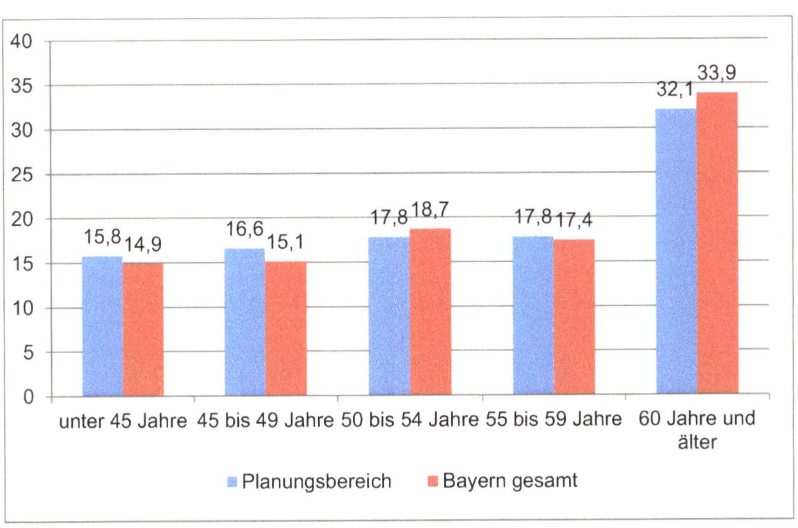

Abbildung 4 Altersverteilung der Ärzte in München[27]

Obwohl die Zulassungszahlen für Ärzte deutschlandweit wieder ansteigen, spricht man dennoch von einer drohenden medizinischen Versorgung. Die Bundesärztekammer sieht darin jedoch keinen Widerspruch.

„Unbesetzte Arztsitze, Vakanzen in den Krankenhäusern und Abwanderung junger Ärzte ins Ausland – Ärztemangel ist schon jetzt eine Realität in Deutschland. Ärztinnen und Ärzte werden gesucht. Ein Blick in den umfangreichen Stellenteil des Deutschen Ärzteblattes belegt dies eindrucksvoll. Zugleich aber sind nach wie vor am Ende eines jeden Jahres mehr Ärztinnen und Ärzte bei den Ärztekammern gemeldet als im Vorjahr. Dieses Paradoxon – Ärztemangel bei steigenden Arztzahlen – bedarf einer eingehenden Erörterung.

---

[27] in Anlehnung an (https://www.kvb.de/fileadmin/kvb/dokumente/Partner/Versorgung/KVB-Versorgungsatlas_Hausaerzte.pdf), S. 66.

Als Erklärung für die vermeintlich widersprüchliche Entwicklung können vier Entwicklungen identifiziert werden"[28]

   a) die Entwicklung des medizinischen Fortschritts,

Das Morbiditätsspektrum und auch die immer mehr zunehmende Multimorbidität in Deutschland haben ihre Kausalität nicht zuletzt in dem rasch fortschreitenden medizinischen Fortschritt. Begründet durch die Umsetzung fortschreitender medizinischer Grundlagenforschung und der Umsetzung des medizinischen technischen Fortschrittes auch aus anderen Bereichen können die Behandlungsformen und -methoden ständig den Erfordernissen der Multimorbidität angepasst werden. Das Spektrum und auch das Leistungsvolumen verändern sich stetig. Frühere mit großem Risiko verbundene Behandlungsmethoden sind heute in vielen Fällen zur Routine geworden. Auch bisher bewährte Diagnose- und Therapieverfahren sind heute zum Standard geworden.[29]

„Die heute vorherrschenden chronischen Leiden erhalten durch das Zurückdrängen der akuten Infektionskrankheiten früherer Zeiten überhaupt erst eine Chance. Als Beispiel lässt sich die neue „Volkskrankheit" Morbus Alzheimer anführen, die vor einigen Jahren noch weitgehend unbekannt war und einen erheblichen ärztlichen Behandlungsbedarf auslöst. Schon jetzt müssen etwa sieben Prozent aller Menschen über 65 Jahre mit dieser Verfallserscheinung leben und dies vor allem deshalb, weil sie nicht schon vorher an etwas anderem gestorben sind. Das heißt, dass durch das Zurückdrängen anderer Krankheiten und Todesursachen erst Platz für Morbus Alzheimer geschaffen wurde."[30]

   b) der demografische Wandel und seine Folgen,

Deutschland erlebt derzeit einen sehr drastischen demografischen Wandel. Das zeigt sich vor allem darin, dass zum einen die absolute Zahl der älteren Bevölkerung, als auch der relative Anteil an der Gesamtbevölkerung stetig zunimmt. Der Anteil der über 59-Jährigen an der Gesamtbevölkerung ist zwischen 1991 und 2007 um 4,9% auf 23,8 % angestiegen. Man muss ganz klar sehen, dass der demografische Wandel in Deutschland unmittelbare Auswirkungen auf den Umfang medizinischer Leistungen und damit direkt auch auf die Anzahl der für die medizinische Versorgung der Bevölkerung benötigten Ärzte. Daraus kann abgeleitet werden, dass auf Grund des demografischen Wandels zukünftig zum einen die Ausgaben im Gesundheitswesen ständig steigen werden und auch der Bedarf an Ärzten zur Abdeckung der medizinischen Versorgung stetig steigen wird.[31]

---

[28] Bundesärztekammer (Ärztemangel trotz steigender Arztzahlen 2009), S. 4.
[29] Vgl. Bundesärztekammer (Ärztemangel trotz steigender Arztzahlen 2009), S. 5ff.
[30] Bundesärztekammer (Ärztemangel trotz steigender Arztzahlen 2009), S. 6.
[31] Vgl. Bundesärztekammer (Ärztemangel trotz steigender Arztzahlen 2009), S. 8f.

c) die Feminisierung der ärztlichen Profession

Seit 1991 ist der Anteil Ärztinnen an der Ärzteschaft um 7,9% auf 41,5% gestiegen. Dieser Trend wird sich weiterhin fortsetzen, da zur Zeit 63,4% der Medizinstudenten weiblich sind. Mit der zunehmenden Anzahl von Ärztinnen wird sich auch das Arbeitszeitbild in der Medizin ändern. So ist zum Beispiel der Anteil der Ärztinnen, die weniger als 32 Wochenstunden überproportional hoch und bei denen, die mehr als 45 Wochenstunden arbeiten, überproportional niedrig. Die Bundesagentur für Arbeit hat ermittelt, dass Frauen nur 72 % der Arbeitszeit der Männer arbeiten. Das hat zur Folge, dass zukünftig mit steigender Anzahl von Ärztinnen mehr Ärzte zugelassen werden müssen, um das derzeitige Arbeitsvolumen zu erreichen und sicher zu stellen.[32]

d) der allgemeine Trend der Arbeitszeitverkürzung

Durch den stetig wachsenden Anteil an Ärztinnen setzt sich der allgemeine Trend der Arbeitszeitverkürzung fort. Wie schon oben dargestellt, muss das gleiche Arbeitsvolumen auf mehr Personal verteilt werden. Der Trend der Arbeitszeitverkürzung betrifft aber nicht nur die Medizin. Seit 1970 ist die Jahresarbeitszeit der Erwerbstätigen in Deutschland um ca. 31% gesunken. Dieser Trend betrifft alle Berufszweige und nicht nur die Medizin.

Das Arbeitsvolumen der Ärzte ist im Zeitraum von 2000 bis 2007 stetig gesunken. Das resultiert zum einen daraus, dass zum einen die Wochenstundenarbeitszeit gesunken und zum anderen daraus, dass die Anzahl tätiger Ärzte gegenüber den Kolleginnen zurückgegangen ist. Da Ärztinnen allerdings geringere Stundenzahlen realisieren als die Ärzte, ist das Arbeitszeitvolumen insgesamt gesunken, obwohl die Zahl der Ärztinnen und Ärzte um 20.200 zugenommen hat.[33]

6. Gegenmaßnahmen

„Das GKV-Versorgungsstrukturgesetz ermöglicht den Kassenärztlichen Vereinigungen, durch finanzielle Fördermaßnahmen die Weichen für eine allgemeine bedarfsgerechte Versorgung zu legen und eine Niederlassung in ländlichen Gebieten attraktiver zu gestalten.

Um weiterhin eine flächendeckende ärztliche und psychotherapeutische Versorgung im Freistaat Bayern zu gewährleisten, hat die KVB in einer Sicherstellungsrichtlinie finanzielle Fördermaßnahmen festlegt, welche die Versorgung langfristig sicherstellen sollen. Die

---

[32] Vgl. Bundesärztekammer (Ärztemangel trotz steigender Arztzahlen 2009), S. 10ff.
[33] Vgl. Bundesärztekammer (Ärztemangel trotz steigender Arztzahlen 2009), S. 13ff.

Finanzierung der Fördermaßnahmen erfolgt aus einem Strukturfonds, für den die KVB und die Krankenkassen zu gleichen Teilen Finanzmittel zur Verfügung stellen."[34]

„Entscheidend sei es, junge Ärzte für das Land zu gewinnen und den Stellenwert der Allgemeinmedizin in Aus- und Weiterbildung zu erhöhen. Einen wertvollen Beitrag zur Herstellung gleichwertiger Lebensverhältnisse in Stadt und Land leiste hier insbesondere das Förderprogramm des Bayerischen Staatsministeriums für Gesundheit und Pflege".[35]

Die bayrische Staatsregierung hat um einen drohenden Ärztemangel vorzubeugen aktuell ein Abwehrprogram gestartet. Entgegen der bisherigen Annahme der bayrischen Staatsregierung, dass die ärztliche Versorgung auf dem Land optimal sei, scheint die Regierung nun aber doch die Problematik zu erkennen und versucht dem mit einem Programm entgegenzusteuern. Dieses Investitionsprogramm der bayerischen Staatsregierung zur Ansiedlung von Ärzten in ländlichen Gebieten besteht aus mehreren Bereichen. Damit soll dem Nachfolgermangel begegnet werden, da zur Zeit fast jede Woch eine Hausarztpraxis schließt.

„Investitionen der Staatsregierung Millionen für Ärzte auf dem Land [...]

Starthilfen zum Existenzaufbau sind in der Familie des <u>Allgemeinmediziners</u> Michael Haberland nichts Außergewöhnliches. Als Haberland 1972 in Chicago geboren wurde, war sein Vater - ein Physiker - gerade als Stipendiat mit seiner Frau in den USA. Am Mittwoch nun erhielt der 42-jährige Facharzt von Gesundheitsministerin Melanie Huml (CSU) einen Förderbescheid überreicht - dafür, dass er sich als Hausarzt auf dem Land niederlässt.

Normalerweise kommen solche Bescheide einfach mit der Post. Dass es sich die Ministerin nicht nehmen ließ, dem jungen Arzt selbst zu gratulieren, hatte seinen Grund: Haberland ist Empfänger des mittlerweile 100. Förderbescheids, mit dem Hausärzte vom Freistaat bis zum 60 000 Euro Starthilfe erhalten, wenn sie sich als Hausarzt in einer Gemeinde mit weniger als 20 000 Einwohnern niederlassen.

Förderprogramm mit drei Säulen

Das bayerische Förderprogramm steht laut Huml auf drei Säulen: Medizinstudentinnen und -studenten etwa können mit einem Stipendium in Höhe von 300 Euro monatlich rechnen, wenn sie sich verpflichten, im ländlichen Bereich ihre Weiterbildung zum Facharzt der Allgemeinmedizin zu absolvieren und dann dort noch fünf Jahre lang tätig zu sein. Innovative Versorgungskonzepte, die das Wegbrechen hausärztlicher Versorgungsstrukturen verhindern, werden gar mit einer Summe von bis zu 200 000 Euro gefördert.

---

[34] KVB (Finanzielle Fördermöglichkeiten Sicherstellungsrichtlinie der KVB).
[35] Oberfranken offensiv e.V. (Medizinische Versorgung in Oberfranken 2015).

Ärztemangel in München Wie auf dem Land

München kann sich nicht über einen Mangel an Ärzten beklagen - und doch findet sich kaum ein Allgemeinmediziner, der in Stadtvierteln wie dem Hasenbergl arbeiten will. Für die verbleibenden Hausärzte hat das drastische Folgen.

Und dann sind da eben noch die Ärztinnen und Ärzte vom Schlage eines Michael Haberland, die - entgegen dem derzeitigen Trend - auf dem Land eine eigene Praxis gründen wollen. Keinen Cent müssen die mit Fördermitteln bedachten Ärzte zurückzahlen - der Freistaat lässt es sich etwas kosten, Hausärzte aufs Land zu locken. In den vergangenen drei Jahren standen für dieses Programm insgesamt 15,5 Millionen Euro zur Verfügung. "Im Doppelhaushalt 2015 und 2016 haben wir für dieses Ziel 11,7 Millionen Euro erhalten", sagte Huml.

Aus Sicht der Ministerin ist dies gut investiertes Geld. "Ein Drittel der Hausärzte in <u>Bayern</u> ist 60 Jahre oder älter", sagte sie. Wenn diese Ärzte in Rente gingen, brauche es dringend medizinischen Nachwuchs. Aber der fehlt. Nur etwa zehn Prozent der Ärzte in Weiterbildung wollen sich später als Hausarzt niederlassen, und von diesen sind wiederum nur zehn Prozent bereit, aufs Land zu gehen. Nach wie vor aber schließt im Freistaat nach Angaben des Bayerischen Hausärzteverbandes jede Woche eine Hausarztpraxis, weil sich kein Nachfolger findet.

Auch Fachärzte sollen gefördert werden

Fünf Jahre lang etwa musste Michael Haberlands Vorgänger, ein Hausarzt im schwäbischen Ottobeuren, suchen. Und das, obwohl die Marktgemeinde im Unterallgäu durchaus ihren Reiz hat. Auch er hätte wohl noch länger auf einen Nachfolger warten müssen, wenn Michael Haberland nicht durch einen weiteren Vorteil angelockt worden wäre: Seine Frau - sie ist Chirurgin - kann sich am Klinikum Memmingen mit einer Kollegin eine Stelle als Oberärztin teilen. So bleibt dem Paar mehr Zeit für die drei Kinder. Huml, selbst Ärztin und Mutter, sagte: "Ich freue mich, mit der Niederlassungsförderung einen Beitrag zu leisten, dass Sie ihre berufliche Zukunft so familienfreundlich gestalten können."

Am Stadtrand von München Hausärzte dringend gesucht

Eigentlich gibt es mehr als genug Hausärzte in München. Doch für die Praxen am Stadtrand finden sich kaum Nachfolger. Nun schlagen Ärzte Alarm - weil es immer schwieriger wird, die medizinische Versorgung etwa im Hasenbergl zu gewährleisten.

Künftig, so stellte die Ministerin klar, sollen aber auch Fachärzte in den Genuss staatlicher Fördermittel kommen - wenn sie denn aufs Land gehen. Zunächst soll der Geldsegen auf "familiennahe Facharztgruppen" ausgeweitet werden. "Wir fördern jetzt zusätzlich Kinderärzte, Frauenärzte, Psychotherapeuten sowie Kinder- und Jugendpsychiater", sagte

Huml. Folglich kam von Ärzteseite nur Lob: Bayern sei im Kampf gegen den Ärztemangel "einen großen Schritt weiter als viele andere Bundesländer".

Michael Haberland, der nun seit gut drei Monaten in Ottobeuren praktiziert, hat die Fördermittel bereits gut angelegt -unter anderem in ein Ultraschallgerät."[36]

Nicht nur die Politik muss hier Wege einschlagen um dem drohenden Ärztemangel zu begegnen, auch die Krankenkassen müssen mit eingebunden werden. Dies kann durch die sogenannten Hausarztverträge geschehen, die mit den jeweiligen Krankenkassen geschlossen werden. Sie bieten ein weiteres wichtiges Element um eine positive Entwicklung herbeizuführen. Sowohl Patienten und Mediziner profitieren davon. Patienten kommen in den Genuss einer besonderen medizinischen Versorgung und Hausärzte haben dadurch eine gestärkte und gesicherte Perspektive.[37]

7. Fazit

Durch den demographischen Wandel und insbesondere die Überalterung in der Ärzteschaft mit der daraus resultierenden Ruhestandswelle und aber leicht steigender Arztzahlen steuert Deutschland in ländlichen Gebieten auf einen spürbar werdenden Ärztemangel hin. Dies ist kein Widerspruch eo ipso. Dieser scheinbare Widerspruch konnte gelöst werden. Die Anzahl der Hausärzte nimmt bis 2020 kontinuierlich ab. Neben dem immer höheren Durchschnittsalter der Ärzte ist jedoch der Anteil der unter 35 – jährigen Ärzte immer niedriger. Der demographische Wandel macht sich nicht nur bei den Ärzten bemerkbar, sondern auch bei den Patienten. Dies führt dazu, dass die Behandlungen immer umfangreicher und spezieller werden. Durch immer mehr attraktivere Fachgebiete wird der Beruf des Hausarztes immer unattraktiver und es verteilen sich auch die Ärzte in immer mehr spezialisierte Bereiche, z.B. Reproduktionsmedizin, Neurochirurgie, um nur 2 Beispiele zu nennen. Die Explosion der Möglichkeiten in der heutigen Medizin führt dazu, dass es anstelle der früheren allumfassenden Hausärzte viel mehr Spezialisten benötigt werden. Der durch den demographischen Wandel der Bevölkerung ansteigende Anteil älterer Menschen und der immer stärker auftretenden multimorbiden Krankheitsbilder erfordert eine altersgerechte Spezialisierung der Hausärzte, die gerade in ländlichen Gebieten häufig alleiniger Ansprechpartner für ältere Menschen sind. Der demographische Wandel führt somit unmittelbar zu einer höheren Nachfrage nach medizinischen Leistungen und einem höherem Bedarf an Ärzten. Aufgrund der Überalterung der Ärzteschaft ist alleine durch das Erreichen der Altersgrenze ein spürbarer Rückgang aktiver Ärzte in ländlichen Bereichen zu

---

[36] Mittler (Investitionen der Staatsregierung Millionen für Ärzte auf dem Land 2015).
[37] Vgl. Bayerischer Hausärzteverband e.V. (Kampagne „Hausärzte vor dem Aus").

verzeichnen. Zudem kommt, dass es junge Mediziner lieber in die Stadt als aufs Land zieht. Auch die derzeit gewährten finanziellen Starthilfen und Unterstützungen locken nicht die im erforderlichen Umfang benötigten Praxisnachfolger aufs Land. Bedingt durch eine schwache Infrastruktur, fehlende Freizeit und kulturelle Angebote, oftmals mangelnde Verfügbarkeit von weiterführenden Schulen für die Kinder, sowie auch wirtschaftliche Nachteile gegenüber den Kollegen in der Stadt entscheiden sich immer weniger Mediziner, eine Praxis in ländlichen Bereichen zu übernehmen. Außerdem hält der in den letzten Jahren spürbare Trend der Entwicklung der Feminisierung unter den Ärzten an. Da Ärztinnen oftmals nicht im selben Zeitumfang wie ihre Kollegen arbeiten und in der Regel auch ein geringeres Arbeitsvolumen als ihre Kollegen ableisten, muss das bisherige erbrachte und in Zukunft sich zwangsläufig noch steigernde Arbeitsvolumen auf immer mehr Ärzte verteilt werden.

Zusätzlich muss der Gesetzgeber dringend über eine Reform der medizinischen Ausbildung und des Berufs nachdenken, damit gerade die Landärzte wieder mehr Zeit für ihre eigentliche Tätigkeit haben und nicht einen Großteil ihrer Arbeitszeit mit Verwaltungsaufgaben verbringen müssen.

Literaturverzeichnis

Bayerischer Hausärzteverband e.V.: Kampagne „Hausärzte vor dem Aus", München, Online: [http://www.bhaev.de/index.php/berufspolitik/politische-aktionen-bhaev/www-hausaerzte-vor-dem-aus-de.html], Abruf: 12.05.2016.

Bayerisches Staatsministerium der Finanzen, für Landesentwicklung und Heimat: Ärztliche Versorgung, München, Online: [http://www.demografie-leitfaden-bayern.de/medizingeriatrie/aerztliche-versorgung/], Abruf: 10.05.2016.

Bild.de (2012): Ärztefunktionär: Facharztmangel droht – Kassen verantwortlich, 2012, Online: [http://www.bild.de/regional/muenchen/muenchen-regional/aerztefunktionaer-facharztmangel-droht--kassen-26039558.bild.html], Abruf: 12.05.2016.

Bundesärztekammer (Hrsg.) (Ärztemangel trotz steigender Arztzahlen 2009): Analyse Ärztemangel trotz steigender Arztzahlen – ein Widerspruch, der keiner ist, Berlin 2009.

Bundesärztekammer (2014): Ärztestatistik 2014: Etwas mehr und doch zu wenig, Berlin 2014, Online: [http://www.bundesaerztekammer.de/ueber-uns/aerztestatistik/aerztestatistik-2014/], Abruf:11.05.2016.

Christ, Pat, Bayerische Staatszeitung (2013): Schöngerechnete medizinische Versorgung, München 2013, Online: [http://www.bayerische-staatszeitung.de/staatszeitung/kommunales/detailansicht-kommunales/artikel/schoengerechnete-medizinische-versorgung.html], Abruf: 12.05.2016.

Focus online (2014): Viele Regionen unterversorgt Studie: Ärzte wollen nicht aufs Land und in den Osten, München 2014, Online: [http://www.focus.de/gesundheit/arzt-klinik/mein-arzt/studie-zeigt-ungleiche-aerzteversorgung-aerzte-wollen-noch-nicht-aufs-land-und-in-den-osten_id_3980136.html], Abruf: 12.05.2016.

Kassenärztliche Vereinigung Bayerns (KVB) : Finanzielle Fördermöglichkeiten Sicherstellungsrichtlinie der KVB, München, Online: [https://www.kvb.de/praxis/niederlassung/finanzielle-foerdermoeglichkeiten/], Abruf: 05.07.2016.

Köhler, Andreas, Kassenärztliche Bundesvereinigung (2010): KBV und Bundesärztekammer stellen Arztzahlstudie 2010 vor, Berlin 2010, Online: [https://www.kbv.de/36955.html], Abruf: 11.05.2016.

Kopetsch, Thomas, Bundesärztekammer und Kassenärztliche Bundesvereinigung (2010): Dem deutschen Gesundheitswesen gehen die Ärzte aus!, Berlin 2010.

Meister, Anja-Maria, WeltN24 GmbH (2015): Junge Ärzte lassen sich mit Geld nicht locken, Berlin 2015, Online: [http://www.welt.de/regionales/bayern/article141660157/Junge-Aerzte-lassen-sich-mit-Geld-nicht-locken.html], Abruf: 11.05.2016.

Mittler, Dietrich, Süddeutsche Zeitung (2015): Investitionen der Staatsregierung Millionen für Ärzte auf dem Land, München 2015, Online: [http://www.sueddeutsche.de/bayern/investitionen-der-staatsregierung-millionen-fuer-aerzte-auf-dem-land-1.2293570], Abruf: 11.05.2016.

Oberfranken offensiv e.V. (2015): Medizinische Versorgung in Oberfranken 16. Dialog „Strukturwandel Oberfranken", Bayreuth 2015, Online: [https://www.oberfranken.de/de/projekte/dialogreihe/16-dialog-strukturwandel-oberfranken.php], Abruf: 11.05.2016.

Spiegel online (2010): Verbandsstudie: Deutschland droht dramatischer Ärztemangel, Online: [http://www.spiegel.de/wirtschaft/soziales/verbandsstudie-deutschland-droht-dramatischer-aerztemangel-a-715613.html], Abruf: 11.05.2016.